TROUSSE

DU

MÉDECIN-PRACTICIEN

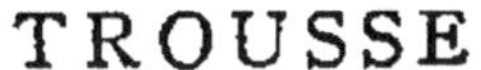

PRIME

OFFERTE

aux Abonnés du *Courrier médical*

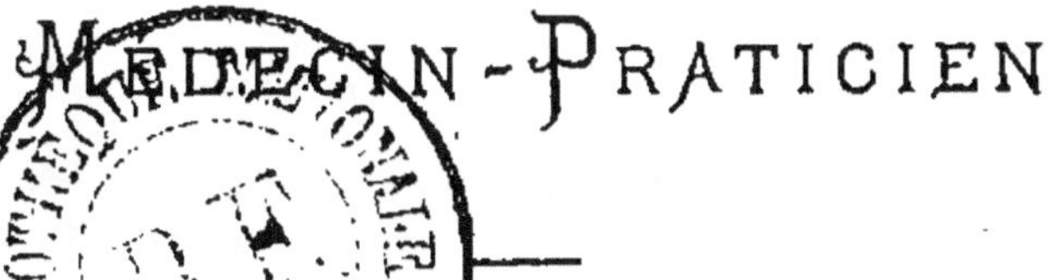

PARIS

CH. UNSINGER, IMPRIMEUR

83, rue du Bac, 83

—

1877

MEMENTO

—

THERMOMÈTRE MÉDICAL

—

Dans la trousse nᵒ 2, le thermomètre médical remplace les médicaments de la trousse nᵒ 1.

Le thermomètre renfermé dans notre trousse est un thermomètre *centigrade*, c'est-à-dire que l'intervalle entre la congélation et l'ébullition de l'eau est divisé en 100°.

A l'aide du thermomètre, on détermine l'étendue et la rapidité des variations de la température animale dans les maladies, tant au début que dans leur période d'état ou de déclin.

La température de l'homme adulte, à l'état sain, prise sous l'aisselle, peut osciller, sous notre climat, entre 37° et 37°50. Dans les climats extrêmes, elle peut s'élever ou s'abaisser de 0°5 à 1°.

Chez les femmes en couches, la température s'élève de 0°5 à 1° pendant le travail ; elle diminue après l'accouchement pendant vingt-quatre heures.-

La température d'un membre paralysé est toujours inférieure de 1° à 2° du membre sain.

Dans une fièvre intermittente, le thermomètre marque 41°11 à 42°22 ; dans la fièvre continue, 42'8. Dans le choléra, il y a, au contraire, une notable diminution de la chaleur.

Chez les adultes, le refroidissement ne descend pas au-dessous de 32°, et chez l'enfant nouveau-né il s'arrête à 23°.

Chez les cholériques, la mort est précédée d'un réchauffement qui dépasse rapidement le réchauffement ordinaire de la réaction de guérison ; il peut s'élever jusqu'à 42°. Il en est de même dans la fièvre typhoïde.

Dans la variole, la température atteint rapidement son sommet d'élévation et s'y maintient ; dans la rougeole, cette élévation a lieu progressivement pendant deux à quatre jours ; dans la scarlatine, il y a des périodes d'élévation et de retour à la température normale pendant trois à cinq jours avant que le summum d'élévation soit atteint.

Dans la pneumonie, la température s'élève à 40° environ dès le premier jour, s'y maintient avec des oscillations de 0°5 au plus, et tombe ensuite de 1° à 2° en douze ou dix-huit heures, du septième au douzième jour, suivant les cas.

L'hyperthermie (élévation de la température des corps au-dessus de la moyenne) est donc un fait à suivre dans l'évolution de toute une série d'affections morbides, mais il ne faut pas oublier, dans l'observation du thermomètre, la cause générale et supérieure, l'état morbide.

Redoutable dans toutes les affections, l'hyperpyrexie (état fébrile intense avec hyperthermie) ne l'est pas, à même degré thermométrique, au même point ni de la même manière (Littré et Robin).

SERINGUE
à injections hypodermiques

—

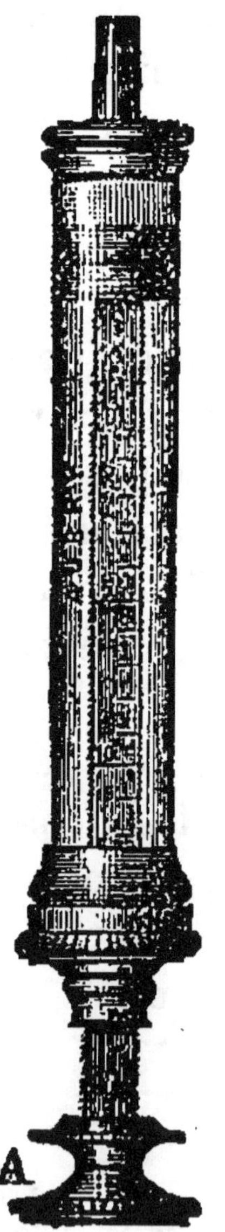

Dévissez l'aiguille tubulée B qui se trouve renfermée dans le corps du piston creusé à cet effet. En cet état, la portion B de l'aiguille correspond à la portion A du piston.

La peau étant maintenue entre le pouce et l'index, introduisez ladite aiguille dans le tissu cellulaire sous-cutané ;

Ajustez alors sur le corps de pompe son extrémité restée libre — la seringue

ayant été préalablement remplie du .i
quide à injecter — et poussez *lentement*
le piston.

Pour le contenu de l'aiguille tubulée
il faut ajouter trois à quatre gouttes à la
quantité de la solution que l'on veut injecter.

La tige du piston est graduée et le
corps de pompe a un calibre tel que
chaque division correspond assez exactement à une goutte de cinq centigrammes du liquide.

Dans cette petite opération plusieurs
PRÉCAUTIONS doivent être prises :

1º L'aiguille doit être enfoncée assez
loin dans la couche sous-cutanée pour
que le liquide injecté ne soit pas dans le
voisinage immédiat de la piqûre faite à
la peau ;

2º Avant d'ajuster l'aiguille sur le corps
de pompe, il faut s'assurer que la pointe
ne s'est point arrêtée dans le calibre d'une
veinule sous-cutanée. Dans ce cas, il
s'écoulera un peu de sang par l'ouverture
restée libre. Alors il faudra ou piquer
l'aiguille à un autre endroit, ou l'en
foncer plus profondément, de manière à
traverser la veine. Il importe de ne faire

l'injection que lorsque cette précaution a
été prise ;

3º Le corps de pompe et l'aiguille doivent être toujours très-propres et la solution n'avoir en suspension ni poussière, ni corps cristallin ;

4º La quantité injectée ne doit jamais dépasser, sauf quelques cas rares, une *trentaine* de gouttes.

Dans les injections hypodermiques, les substances employées sont tantôt absorbées, et alors leur action sur l'organisme est générale ; tantôt cette action est exclusivement locale. De là, deux sortes d'injections parfaitement distinctes : les premières, les plus usitées, sont ordinairement des solutions narcotiques, antipériodiques, antisyphilitiques, etc. ; les secondes, destinées à être introduites dans les tumeurs, sont constituées par des liquides irritants ou caustiques.

Les solutions sont ordinairement préparées au *vingtième*, au *cinquantième* ou au *centième* pour les *absorbables ;* les autres, c'est-à-dire celles destinées à agir localement, sont en diverses proportions. Voici les formules des unes et des autres qui sont le plus fréquemment employées :

ATROPINE.

Eau distillée. . . . .   1 gramme.
Sulfate d'atropine. .   0,1 centig.

Injectez 5 gouttes qui contiendront 1 milligramme d'atropine.

Contre les névralgies et surtout la sciatique.

MORPHINE.

Eau distillée. . . . .   1 gram.
Chlorhydrate de morphine.   0,1 cent.

Cette dose peut, sans inconvénient être entièrement injectée.

Contre les névralgies, l'éclampsie et le choléra.

MORPHINE ET QUININE.

Chlorhydrate de morphine.   0,1 cent.
Sulfate de quinine. . . . .   0,50 cent.
Eau de Rabel. . . . .   1 goutte
Eau distillée . . . , ...   5 gram.
Faites dissoudre.

Contre la fièvre typhoïde : 5 à 6 fois par jour, on injecte sous la peau 0,85 centigrammes de ce liquide, quelle que soit la période de la maladie.

QUININE.

Sulfate de quinine.   1 gramme.
Eau de Rabel . . .   Q. S.
Eau distillée. . . .   20 grammes

Contre les fièvres réfractaires. Un inconvénient de cette solution, c'est, parfois, la trop grande quantité de liquide qu'il faut injecter.

SUBLIMÉ CORROSIF.

Sublimé corrosif. . . . .   0,2 cent.
Chlorhydrate de morphine.   0,1 —
Eau distillée . . . .   10 gram.

Contre la syphilis : tous les matins et en deux fois, 20 gouttes en injections dans le tissu cellulaire du dos.

ACIDE PHÉNIQUE.

Acide phénique pur.   1 gram.
Eau distillée   100

De 15 à 20 gouttes contre le lumbago,

les douleurs articulaires, la fièvre typhoïde, les fièvres intermittentes.

Contre le charbon, il faut injecter, par
les points œdématiés, chaque fois, de 20
à 25 gouttes. Ne pas craindre de répéter
ces injections plusieurs fois de suite. Il
ne peut y avoir à cela aucun inconvénient, tandis qu'il y en aurait à les res-
treindre. Contre certaines tumeurs de
mauvaise nature, agir de même manière
que contre le charbon.

CHLORURE DE SODIUM.

Solution à l'état de saturation : de 20 à
30 gouttes contre les points douloureux
localisés, le lumbago, la sciatique.

IODE.

Iode. . . . .   10 grammes.
Alcool à 90°. . .   120   —

Contre le goitre, les ganglions lympha-
tiques hypertrophiés : de 10 à 20 gouttes
tous les jours.

CHLORURE DE ZINC.

Chlorure de zinc. . .   5 grammes.
Eau   1   —

Pour une solution saturée : de 1 à 2 gouttes injectées pour momifier lipômes, goitres, tumeurs diverses.

On emploie encore avec succès, en injections sous-cutanées le chlorhydrate de narcéine, le sulfate de strychnine, la digitaline, l'aconitine, la conicine, etc.; mais il ne faut jamais oublier que sous forme d'injections hypodermiques, les doses de ces substances doivent en être toujours beaucoup moindres que si elles étaient ingérées, parce que l'absorption est plus rapide par le tissu cellulaire que par l'estomac.

Mentionnons enfin l'eau distillée, dont il suffit d'injecter 5 à 6 gouttes pour calmer, parfois, de très-vives douleurs névralgiques et l'alcool à 90° employé comme stimulant résolutif.

La seringue à injections, de LA TROUSSE DU MÉDECIN-PRATICIEN *sort des ateliers de* M. AUBRY, *fabricant d'instruments de chirurgie, boulevard Saint-Michel, 6, auquel on devra s'adresser directement si l'on désire des aiguilles de rechange.*

Médicaments contenus dans la Trousse

ACONITINE. *Dose* : 1 milligramme. Névralgies récentes, bronchite, coqueluche, fièvre puerpérale, fièvres éruptives, etc.

ATROPINE. *Dose* : 1 milligramme. Douleurs du cancer, asthmes, contractions spasmodiques de divers organes, du col de l'utérus, de l'anus, de l'urèthre, etc.

CHLORHYDRATE DE MORPHINE. *Dose* : de 1 à 2 centigrammes. Mêmes propriétés que l'opium.

DIGITALINE. *Dose* : de 1 à 2 milligrammes répétés une à deux fois par jour, rarement plus. Palpitations nerveuses, inertie de l'utérus, métrorrhagie, *delirium tremens*, pneumonie, rhumatisme, etc.

ÉMÉTIQUE. *Doses* : de 2 à 3 centigrammes comme purgatif ; de 5 à 15 centigrammes comme vomitif ; de 30 centigrammes à 1 gramme comme contro-stimulant.

ERGOTINE. *Dose :* de 20 centigrammes à 1 gramme contre les hémorrhagies et pour solliciter les contractions de l'utérus.

EXTRAIT D'OPIUM. *Dose :* de 2 centigrammes et demi à 10 centigrammes.

KERMÈS. *Doses :* de 2 à 10 centigrammes comme expectorant ; de 30 à 80 centigr. comme contro-stimulant.

SANTONINE. *Dose :* de 5 à 20 centigrammes. Vermifuge.

SULFATE DE QUININE. *Dose :* de 10 centigr. à 2 gr. Antipériodique.

EXTRAIT D'IPÉCACUANHA. *Dose :* de 1 à 3 décigrammes comme émétique.

CALOMEL. *Dose :* 1 centigramme, répété plusieurs fois dans la journée, à intervalles réguliers, comme altérant ; de 5 centigrammes à 1 gramme comme vermifuge et purgatif.

Tous ces granules sont exactement dosés. Quant à la pureté des produits employés, il nous suffira de dire qu'ils ont été préparés dans les laboratoires de la SO-CIÉTÉ FRANÇAISE DES PRODUITS PHARMACEUTIQUES ET CHIMIQUES Adrian et Cᵉ, 11, rue de la Perle, Paris).

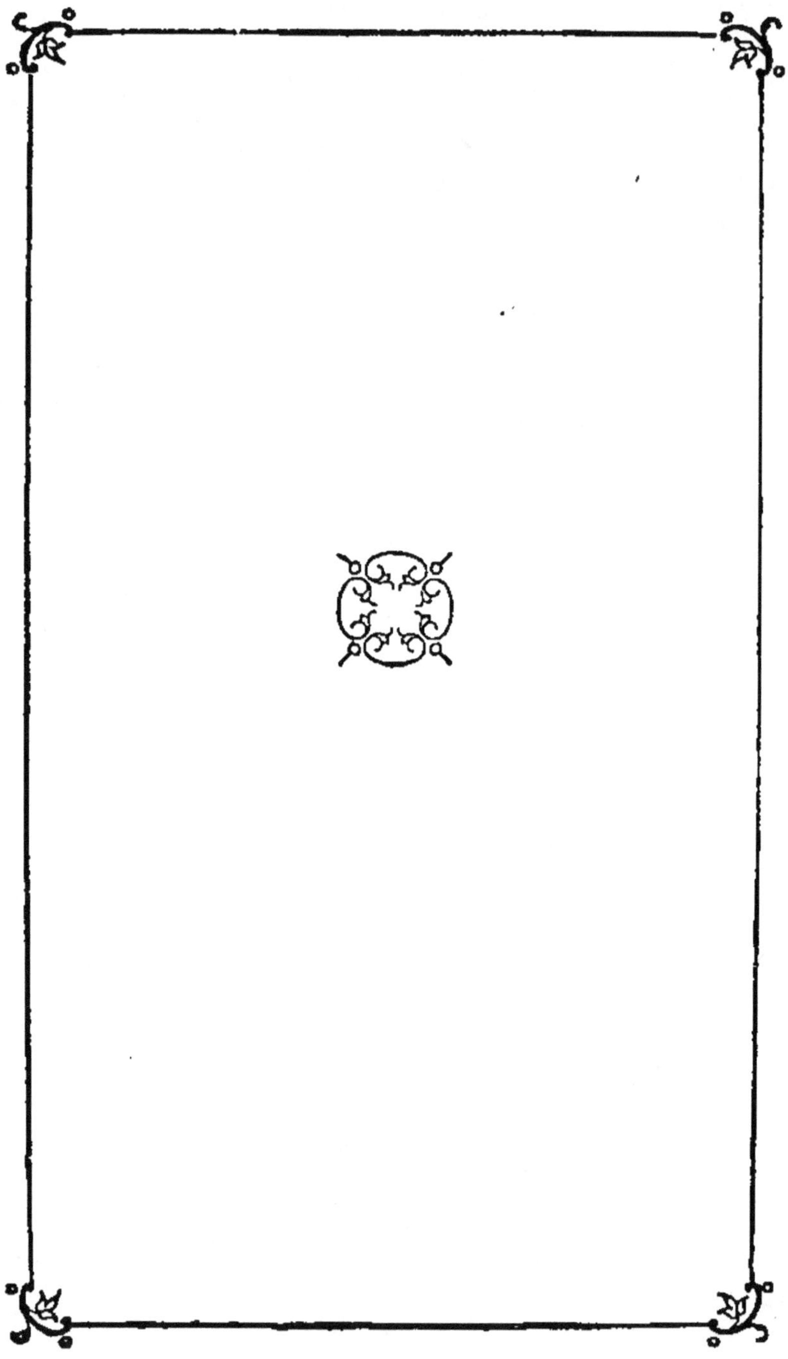

11

www.ingramcontent.com/pod-product-compliance
Lightning Source LLC
LaVergne TN
LVHW010838180726
843502LV00009B/3635